AF259407

NOTICE

POUR SERVIR A L'ÉLABORATION DE LA LOI PROTECTRICE DE L'ENFANCE

ORGANISATION

DE

L'ÉDUCATION PHYSIQUE

DES ENFANTS DU PREMIER AGE

Par le Docteur A. BERTRAND

MÉDECIN-INSPECTEUR DE LA SOCIÉTÉ PROTECTRICE DE L'ENFANCE
DE PARIS,

Ancien Interne des Hôpitaux, ex-Médecin de l'Armée et des Asiles départementaux,
Membre Correspondant de la Société de Médecine et de Chirurgie pratiques
de Montpellier.

> Les Enfants sont, en germe, la
> force des États.   Dʳ Max. Simon.

PARIS

ADRIEN DELAHAYE, LIBRAIRE-ÉDITEUR,

Place de l'École de Médecine, 23

1873

Chalon-s-S., imp. de J. Dejussieu.

AVANT-PROPOS

Il est temps d'oser revoir et corriger l'œuvre de la nature : entreprise hardie qui mérite tous nos soins et que la nature semble nous avoir recommandée elle-même.   (BICHAT.)

————

Il faut trouver une mesure administrative la plus propre à combattre cette épidémie nationale et permanente qui dépeuple nos villes et nos campagnes.
F. BOUDET (*Acad. de Médecine*, 25 nov. 1869).

Le moyen le plus sûr de restreindre la mortalité excessive des enfants du premier âge et de préparer, en même temps, des générations plus saines et plus fortes doit se trouver dans une organisation à la fois scientifique et administrative de l'élevage, qui, jusqu'à ce jour, est resté livré à la routine, à l'empirisme et au hasard.

Il ne s'agit pas ici d'embrasser dans toute son étendue l'éducation physique du premier âge : prenant au point de vue le plus immédiatement pratique la face fondamentale du problème si compliqué et si intéressant qui s'impose à la science et à l'État, nous nous bornerons d'abord à exposer, en quelques mots, le meilleur système d'élevage lorsque l'allaitement maternel est impossible.

Après avoir ainsi dégagé ce qu'il faut considérer comme l'élément véritablement critique de la question, nous dirons sur quelles bases doivent être établies les mesures législatives que l'on élabore, en ce moment, pour la protection de l'enfance.

ORGANISATION

DE

L'ÉDUCATION PHYSIQUE

DES ENFANTS DU PREMIER AGE

> Il est incontestable que le lait de femme est insuffisant en France pour nourrir tous les enfants nouveau-nés... Les ressources actuelles sont au-dessous du besoin ; on aura beau réglementer la famine et la misère, on ne produira ni l'abondance, ni la richesse.
>
> (Dr FAUVEL. — *Acad. de Médecine*, 12 octobre 1869).

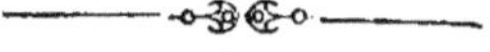

§ 1

DU MEILLEUR SYSTÈME D'ÉLEVAGE EN L'ABSENCE DE L'ALLAITEMENT MATERNEL

(Institutions-Laitières)

Pour résoudre la question de l'alimentation du premier âge, il ne suffit pas de répéter à outrance cette phrase banale des moralistes : « La mère doit allaiter son enfant, parce « que c'est le vœu de la nature. » Aujourd'hui, on ne peut l'ignorer, l'exercice des fonctions maternelles devient de plus en plus difficile, car, après les obstacles pathologiques qui s'opposent si souvent à la lactation, il y a encore, dans la classe des ouvriers et des gens en service, aussi bien que dans le moyen et petit commerce, des empêchements sociaux dont il faut tenir compte, parce qu'ils sont inhérents au système d'économie domestique propre à notre pays.

Quant à l'industrie nourricière, nous la repoussons d'une manière générale, pour les motifs suivants :

1° Immoralité et absurdité de l'allaitement mercenaire, qui. parmi tant d'autres inconvénients, est presque toujours nuisible à l'enfant de la nourrice lorsqu'il ne l'est pas, en même temps, au nourrisson lui-même ;

2° Détermination le plus souvent impossible des antécédents héréditaires ou acquis de la nourrice ;

3° Danger pouvant résulter de la disproportion du lait plus ou moins vieux de la nourrice avec l'âge et les aptitudes digestives du nourrisson.

Quoi qu'il en soit, il importe avant tout de satisfaire aux besoins de la nature sans exposer les nouveau-nés aux effets désastreux de l'allaitement artificiel mal dirigé ou aux périlleuses chances de l'intervention des nourrices, dont la plupart des inconvénients persisteront en dépit de toutes les réglementations imaginables.

Afin d'éviter ce double écueil, nous venons proposer, en l'absence de l'allaitement par la mère, de recourir à l'*allaitement animal indirect*, dirigé d'après l'organisation des *Fermes-Nourrices* de notre si regretté confrère P. Chalvet [1]. Ce nouveau mode d'élevage a été modifié par nous ainsi qu'il suit :

[1] *Des Moyens pratiques d'obvier à la mortalité des enfants nouveau-nés.* (P. CHALVET. — Gazette des Hôpitaux. 1859.)

INSTITUTIONS-LAITIÈRES

1° Service intérieur. — Lorsque notre système serait impraticable à domicile, on placerait l'enfant dans des établissements spéciaux où l'allaitement se ferait au biberon, au moyen du *lait vivant*, c'est-à-dire du lait de traite récente provenant soit d'une vache, soit d'une chèvre ou d'une ânesse, selon les indications.

Ces établissements, qui porteraient le nom d'*Institutions-Laitières*, seraient, en réalité, de véritables maisons d'éducation physique dans lesquelles les enfants du premier âge seraient reçus comme ils le sont plus tard dans les pensionnats consacrés à l'instruction. Établies à la campagne, à proximité des villes, par l'administration ou par l'industrie privée, ces institutions seraient soumises à la surveillance de médecins nommés par l'État et recevraient à la fois les *placements volontaires* et les *placements d'office;* elles seraient installées de façon à entretenir une vache pour dix à douze enfants, une chèvre pour deux nourrissons et une ânesse pour les cas exceptionnels.

On confierait à un vétérinaire la surveillance spéciale des femelles-laitières.

Autant que possible, l'âge du lait des vaches et des chèvres correspondrait à l'âge des séries de nourrissons : si cette condition ne pouvait être remplie et dans les circonstances particulières appréciées par le médecin-inspecteur, on aurait soin de couper le lait avec une quantité suffisante d'eau, afin de le mettre en rapport avec les forces digestives du nourrisson.

On garantirait l'identité des enfants en faisant porter à

chaque élève un signe fixe, qui se reproduirait sur un collier *inamovible*, sur les vêtements, sur la couchette et sur l'animal chargé de l'allaitement.

Les petits pensionnaires seraient couchés par séries de dix à douze, au plus, dans des salles rectangulaires faciles à chauffer et à ventiler ; deux à trois femmes intelligentes seraient attachées au service de chaque dortoir.

Des chambres particulières seraient disposées dans l'Institution pour répondre aux exigences des familles qui voudraient payer une rétribution plus élevée.

En cas d'épidémie, fait rare chez les nouveau-nés vaccinés, on transporterait les malades dans une infirmerie isolée. Quatre à cinq repas dans la journée et deux pendant la nuit seraient la règle ordinaire. Au reste, la quantité de lait à administrer et l'opportunité d'ajouter une nourriture plus substantielle devant varier avec l'âge, l'appétit et la santé de l'enfant, le médecin-inspecteur serait chargé de régler l'alimentation des nourrissons et de leur donner, en un mot, tous les soins nécessaires pendant leur séjour dans l'Institution-Laitière.

Le biberon, provoquant par la succion des secrétions buccales utiles pour la digestion, on le préférera en général au petit pot ou à la cuillère ; à ce sujet, nous recommanderons particulièrement le biberon anglais Mather, perfectionné par M. Berguerand, fabricant à Paris. La flexibilité et la longueur de la portion extérieure du tube aspirateur, qui est en caoutchouc pur, rendent ce simple et ingénieux appareil d'un usage très-commode, en permettant à l'enfant de téter à son aise, sans l'aide de personne. L'instrument sera solidement fixé à côté du nourrisson dont la chaleur rayonnante suffira pour maintenir le lait à une température convenable. Le poids du corps étant, comme on le sait, l'expression mathématique du développement physiologique du nouveau-né, chaque Institution-Laitière serait pourvue de balances spéciales au moyen desquelles on suivrait les effets de l'alimentation par la méthode des *pesées régulières* [1].

[**Galactothérapie** *ou de l'emploi du lait comme moyen de médicamentation indirecte.* — La facilité avec laquelle on peut diriger l'alimentation des femelles-laitières, de manière à communiquer telles ou telles propriétés à leur lait, et même à y faire passer diverses substances actives, telles que les préparations alcalines, ferrugineuses, mercurielles, iodurées, chlorurées, etc., serait, plus d'une fois, utilisée pour combattre chez l'enfant certaines affections incidentes ou constitutionnelles [2]].

2° Service extérieur. — Dans le but de fournir à la consommation générale du lait toujours frais et de rendre par là notre système praticable soit dans les crèches, soit dans l'intérieur des familles qui ne voudraient pas se séparer de leurs enfants ou qui seraient forcées de compléter un allaitement maternel insuffisant, l'administration des Institutions-Laitières, d'après une vieille coutume du Midi, ferait circuler deux fois par jour, dans certains points de la ville, un troupeau de vaches et de chèvres.

Bien mieux, à l'instar de ce qui se passe au Jardin d'accli-

---

[1] *Recherches sur la loi d'accroissement des nouveau-nés.*
(Dr L. ODIER. — Paris 1868.)

[2] *Rapport de M. Bouley sur les Expériences de MM. Dumesnil et Labourdette.* (Bullet. de l'Ac. de Médecine, t. XII, p. 641.)

matation du bois de Boulogne, et ainsi que le préfet de la Seine vient de l'autoriser pour la ville de Paris, on adopterait, pour les grands centres, l'installation, en certains emplacements des promenades (places ou squares), de kiosques ou de chalets de forme légère et élégante, destinés à abriter des femelles-laitières auxquelles on demanderait du lait au fur et à mesure des besoins.

En dehors des avantages intrinsèques que nous allons indiquer, on voit d'ici tout le parti qu'on pourrait tirer de ces Institutions - Laitières, au double point de vue des intérêts du public et de l'entreprise elle-même.

Avantages de ce système. — Le mode d'élevage que nous venons d'esquisser à si grands traits remplit toutes les conditions désirables : il n'a rien de commun avec l'allaitement artificiel, tel qu'on le pratique ordinairement, et il possède tous les avantages de l'allaitement naturel sans en avoir les inconvénients et les dangers ; par son action pour ainsi dire régénératrice sur les divers éléments organiques, il permet encore, dans bien des cas, de modifier favorablement, chez l'enfant, les tendances évolutives de certaines prédispositions morbides héréditaires.

D'ailleurs, ces propositions, déjà si nettement confirmées par les expériences comparatives que nous avons faites, tant dans notre famille que dans notre pratique, sont elles-mêmes suffisamment justifiées par les considérations qui suivent :

4° Malgré les résultats négatifs de l'analyse micro-chimique, il est prouvé, d'une manière frappante, par l'observation clinique que les passions, les troubles de l'âme si fréquents dans notre époque, que les maladies incidentes, aussi bien que les affections diathésiques *déclarées* ou encore *latentes* chez la mère ou chez la nourrice peuvent exercer une influence fâcheuse immédiate ou éloignée sur l'organisme si impressionnable de l'enfant, par l'intermédiaire du lait, ce *sang blanchi*, comme l'appelle Ambroise Paré.

2° Au contraire, le lait d'une espèce animale paraît agir sur l'enfant plutôt par ses qualités plastiques que par ses propriétés morbifiques, sans doute par suite des caractères idiosyncrasiques si différents entre l'homme et les animaux : par exemple, les phénomènes émotifs si légers, si fugaces chez les femelles-laitières, et, d'autre part, les états diathésiques si rares chez celles qui sont choisies dans de bonnes conditions, n'exercent aucune action manifeste sur le présent ou sur l'avenir du nourrisson ; quant aux affections incidentes nuisibles à l'espèce humaine, leur constatation chez ces animaux est trop facile pour que l'on ait à redouter le moindre danger dans nos Institutions-Laitières.

Tous ces faits sont pour nous parfaitement démontrés : nous n'avons plus de doute à cet égard, heureux si notre conviction est partagée et si nous pouvons contribuer à faire adopter, avec notre système, les principes suivants de réglementation légale, que nous regardons comme le complément indispensable de l'éducation physique du premier âge.

MESURES LÉGISLATIVES.

Dans le but d'assurer le bon élevage des enfants nouveau-nés, tout en respectant la liberté des familles, en ce qui concerne le choix du mode d'alimentation, voici en substance sur quelles bases doit s'élever la loi protectrice de l'enfance :

1° Afin de vulgariser les principes les plus essentiels de l'éducation physique du premier âge, il serait délivré, à chaque déclaration de naissance, au bureau de l'état civil, une courte instruction de forme simple et aphoristique sur l'hygiène élémentaire du nouveau-né (prendre pour modèle l'instruction de deux pages in-8° donnée aux nourrices par la *Société protectrice de l'Enfance de Paris*) ;

2° Allocation de secours mensuels aux mères nécessiteuses de bonne volonté qui seraient aptes à allaiter leurs enfants ;

3° Enquête médico-légale sur les causes de la mort de tous les enfants au-dessous d'un an : les faits d'incurie notoire seraient assimilés à l'homicide par imprudence et considérés comme constituant l'homicide volontaire, lorsque les intentions criminelles auraient été constatées ;

4° Création d'*Institutions-Laitières* placées sous la surveillance de l'autorité publique. Les frais d'entretien dans ces établissements seraient à la charge des familles ; en cas d'indigence, la commune, avec l'aide du département, s'il y avait lieu, concourraient à la dépense ;

5° Réglementation rigoureuse de l'industrie nourricière ;

6° Soumettre (pour *cause de suspicion légitime*) à la surveillance des médecins-inspecteurs les *filles - mères* qui conserveraient leurs enfants, et étendre cette mesure aux autres mères convaincues d'incurie ;

7° Dans tous les cas, *envoyer d'office* dans une Institution Laitière les jeunes enfants qui se trouveraient placés dans une des conditions suivantes :

A. Abandon (enfants assistés) ,

B. Misère de la mère (voir l'article 2 ci-dessus) ,

C. Inconduite de la mère ,

D. Incurie obstinée ou pratiques criminelles ,

E. Persistance des parents à conserver une mauvaise nourrice.

Inspection médicale. — Ainsi qu'on vient de le voir, l'inspection médicale doit être la clé de voûte de notre organisation protectrice ; il ne suffit pas, en effet, de promulguer une loi excellente, il faut qu'elle soit exécutée, et pour cela il est nécessaire que l'éducation physique des enfants qui sont mal soignés ou abandonnés à des soins étrangers soit confiée à des médecins-inspecteurs désignés par l'administration centrale.

Bien plus, la question des enfants se rattachant à l'hygiène générale, nous ferons remarquer d'une manière incidente qu'il serait avantageux, sous tous les points de vue, surtout afin de ne pas multiplier les rouages déjà si compliqués de notre machine administrative, de réunir dans les attributions d'un même inspecteur médical la surveillance des enfants du premier âge à celles des enfants employés dans les manufactures, et de confier, en résumé, à ce même fonctionnaire la police médicale de tout ce qui est du ressort de l'hygiène publique.

Afin d'engager davantage la responsabilité de ces médecins-inspecteurs de l'hygiène publique, en d'autres termes afin que les préoccupations et les exigences de la clientèle ne puissent jamais les détourner de l'accomplissement de leurs devoirs, en enchaînant leur indépendance, au milieu des difficultés de tout genre qui doivent naître d'une application stricte de la loi, le service de l'Inspectorat médical serait suffisamment rémunéré par l'État. En effet, ce serait se bercer d'illusions que d'attendre de la simple initiative individuelle l'unité de vue, la continuité et l'inflexibilité d'action qui sont les qualités essentielles du succès.

Le fonctionnement régulier de l'inspectorat médical serait lui-même assuré par la création, soit au ministère de l'intérieur, soit au ministère de l'agriculture, d'une *direction générale de l'hygiène publique*, ayant sous ses ordres un certain nombre d'inspecteurs régionaux et cantonaux, qui auraient voix délibérative dans les conseils ou commissions d'hygiène de leurs circonscriptions respectives.

Malgré les graves préoccupations politiques du moment, on ne peut contester l'actualité et l'urgence des mesures législatives que nous proposons.

Puisqu'on réclame si ardemment *l'instruction obligatoire* comme un droit, comme une condition *sine qua non* de notre régénération intellectuelle et morale, ne serait-il pas plus rationnel, selon l'aphorisme : *mens sana in corpore sano,* de prendre la question *ab ovo*, en accordant la priorité ou tout au moins les mêmes priviléges à l'*éducation physique obligatoire* ?

Toutefois, hâtons-nous de le dire, pour nous l'*éducation physique obligatoire* n'implique pas l'obligation spéciale de l'allaitement maternel, mais seulement l'obligation légale d'un bon élevage quelconque ; on conçoit sans peine, en effet, combien, dans l'intérêt même de l'enfant, il serait dangereux d'imposer l'allaitement aux mères de mauvaise volonté.

A l'œuvre donc, le temps presse, car chaque heure de retard désigne à la mort de nouvelles victimes, chaque instant de perdu est une mauvaise chance de plus pour notre avenir politique et social !

C'est à une époque où l'on voit encore la *force primer le droit*, c'est au moment suprême où la France mutilée, abattue, ne doit plus songer qu'à préparer une génération forte et intelligente, qui lui rende un jour sa puissance et son prestige, c'est dans des circonstances aussi critiques, aussi solennelles, que les médecins, ces promoteurs naturels de tout ce qui touche à la conservation et au perfectionnement des individus, ne cesseront de faire entendre à nos hommes d'État l'antique et patriotique cri d'alarme : *Caveant consules !*

Espérons que des appels si pressants ne resteront pas toujours sans écho et que nous entendrons bientôt proclamer sur les bases d'une organisation vraiment scientifique, et surtout essentiellement pratique, l'obligation légale de l'éducation physique du premier âge, condition primordiale, qu'on ne l'oublie pas, de notre triple régénération physique, morale et intellectuelle.